CON GRIN SUS CONOCIMIENTOS VALEN MAS

- Publicamos su trabajo académico, tesis y tesina

- Su propio eBook y libro - en todos los comercios importantes del mundo

- Cada venta le sale rentable

Ahora suba en www.GRIN.com
y publique gratis

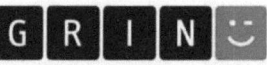

Análisis de Regresión. Insuficiencia Cardiaca en Diferentes Etiologías

Jorge Muriele

GRIN ☺

Bibliographic information published by the German National Library:

The German National Library lists this publication in the National Bibliography; detailed bibliographic data are available on the Internet at http://dnb.dnb.de.

ISBN: 9783346923721
This book is also available as an ebook.

Print and binding: Books on Demand GmbH, Norderstedt, Germany
Printed on acid-free paper from responsible sources.

The present work has been carefully prepared. Nevertheless, authors and publishers do not incur liability for the correctness of information, notes, links and advice as well as any printing errors.

GRIN web shop: https://www.grin.com/document/1382004

UNIVERSIDAD NACIONAL SEDE LA PAZ

Articulo Del Proyecto

Analisis De Regresión
Insuficiencia Cardiaca En Diferentes Etiologías

Autores:

Estudiante: *Jorge Miguel Meriño*

- - -

10 de agosto de 2023:

Resumen

En este estudio, se investiga la variación del consumo de oxígeno en el umbral anaeróbico en personas con insuficiencia cardíaca, considerando diferentes etiologías, y se analiza cómo esta variación está relacionada con la carga aplicada durante el ejercicio. Además, se busca comprender las diferencias en esta variación entre los distintos grupos de etiologías cardíacas. Se plantean objetivos específicos para evaluar, analizar y proponer explicaciones para los hallazgos obtenidos. Los resultados de este estudio tienen el potencial de ampliar el conocimiento sobre la función cardiovascular en la insuficiencia cardíaca, lo que podría tener implicaciones importantes en su manejo y tratamiento. Cabe destacar que también se abordará el estudio de los grupos y se considerará la influencia de la variación del oxígeno en función de la carga aplicada, sin tomar en cuenta las diferentes etimologías.

Palabras clave: Etiología, Variación Del Oxigeno, Carga Aplicada.

Resumen

This study investigates the variation of oxygen consumption at the anaerobic threshold in individuals with heart failure, considering different etiologies, and analyzes how this variation is related to the applied exercise load. Furthermore, it aims to understand the differences in this variation among different groups of cardiac etiologies. Specific objectives are proposed to evaluate, analyze, and provide explanations for the findings obtained. The results of this study have the potential to expand knowledge about cardiovascular function in heart failure, which could have significant implications for its management and treatment. It is noteworthy that the study also addresses the examination of groups and considers the influence of oxygen variation based on the applied load, without taking into account the different etiologies.

Keywords: Etiology, Oxygen Variation, Applied Load.

1. Introducción

La insuficiencia cardiaca es una enfermedad crónica que afecta a un gran número de personas en todo el mundo. Una medida importante de la función cardiovascular es el consumo de oxígeno en el umbral anaeróbico, el cual puede variar según la carga aplicada durante una prueba cardiopulmonar. Sin embargo, se desconoce si esta variación está influenciada por la etiología específica de la insuficiencia cardíaca.

En este contexto, surge la siguiente pregunta de investigación: ¿Cómo varía el consumo de oxígeno en el umbral anaeróbico en función de la carga aplicada en grupos de personas con insuficiencia cardíaca de diferentes etiologías? El objetivo general de esta investigación es comprender la variación del consumo de oxígeno en el umbral anaeróbico en relación con la carga aplicada en personas con insuficiencia cardíaca de diferentes etiologías.

Para alcanzar este objetivo, se plantean los siguientes objetivos específicos: evaluar la variación del consumo de oxígeno en el umbral anaeróbico en función de la carga aplicada en personas con insuficiencia cardíaca, sin considerar las diferentes etiologías cardíacas; analizar la variación del consumo de oxígeno en el umbral anaeróbico en personas con insuficiencia cardíaca de diferentes etiologías, como Chagásico, Idiopático, Isquémico y Control; identificar si existen diferencias significativas en el consumo de oxígeno en el umbral anaeróbico en función de la carga aplicada entre los diferentes grupos de etiologías cardíacas; y proponer posibles explicaciones para las diferencias observadas en la variación del consumo de oxígeno en el umbral anaeróbico en función de la carga aplicada en personas con insuficiencia cardíaca de diferentes etiologías.

La población de estudio para esta investigación está constituida por personas que presentan insuficiencia cardíaca de diferentes etiologías. La técnica de recolección de datos se basa en el uso de una base de datos suministrada previamente, la cual contiene información relevante sobre la variación del consumo de oxígeno en el umbral anaeróbico en personas con insuficiencia cardíaca de diferentes etiologías. Los datos serán analizados utilizando el programa Rstudio, y se empleará un modelo estadístico de regresión lineal para relacionar la carga aplicada con el consumo de oxígeno en el umbral anaeróbico en cada grupo de etiología cardíaca.

En conclusión, esta investigación busca proporcionar una comprensión más profunda de la relación entre la carga aplicada y el consumo de oxígeno en el umbral anaeróbico en personas con insuficiencia cardíaca, considerando las diferentes etiologías cardíacas. Al analizar la variación y las posibles diferencias entre los grupos de etiologías, se espera contribuir al conocimiento científico en el campo de la insuficiencia cardíaca y proporcionar información relevante para futuras investigaciones y abordajes terapéuticos.

2. Herramienta y Método

En este estudio, se llevó a cabo una investigación utilizando una base de datos previamente recolectada que contenía información de individuos con diagnóstico de insuficiencia cardíaca de diferentes etiologías, incluyendo Chagásica, Idiopática, Isquémica y un grupo de control. La base de datos recopilaba mediciones del consumo de oxígeno en el umbral anaeróbico y la carga de ejercicio aplicada durante pruebas de ejercicio.

Para realizar el análisis de los datos, se utilizó el programa Rstudio, una plataforma estadística ampliamente reconocida y utilizada en investigaciones científicas. Se emplearon técnicas de regresión lineal para examinar la relación entre la carga de ejercicio y el consumo de oxígeno en el umbral anaeróbico en cada grupo de etiología cardíaca.

Las tablas de resultados obtenidos se generaron en Microsoft Excel, presentando los valores relevantes y las medidas de significancia estadística, si correspondiera. Además, se utilizaron gráficas de barras, líneas y diagramas de dispersión creados con Python para representar visualmente la relación entre la carga aplicada y el consumo de oxígeno en el umbral anaeróbico en los diferentes grupos de etiología cardíaca.

En resumen, este estudio se basó en una base de datos existente y utilizó técnicas estadísticas, incluyendo la regresión lineal y el análisis de varianza, para analizar la relación entre la carga de ejercicio y el consumo de oxígeno en el umbral anaeróbico en personas con diferentes etiologías de insuficiencia cardíaca. Se realizaron análisis comparativos entre los grupos y se siguieron los principios éticos y estándares de investigación.

Nomenclaturas

A contuación tenemos las nomenclaturas usadas a lo largo de este articulo.

1. α : Nivel de significativa.
2. **IC**: Intervalo de confianza.
3. **Desvio E**: Desviación estandar.
4. **T- Valor**: Observación de la estadisticas de prueba con t-student.
5. **Vo2**: Consumo de oxígeno en el umbral anaerobico (ml/ kg.min).

3. Resultados

A continuación, se presentarán los resultados obtenidos en el estudio de las diversas etimologías cardiacas.

3.1. Etiología CH (Chagasico)

La enfermedad de Chagas, causada por el parásito Trypanosoma cruzi, puede afectar el corazón y causar problemas cardíacos en su forma crónica, conocida como cardiomiopatía chagásica. Es importante consultar a un médico para obtener información precisa y adecuada sobre esta enfermedad. A continuación, llevaremos a cabo un exhaustivo estudio para comprender en mayor detalle cómo esta determinada condición etiológica afecta la fluctuación de los niveles de oxígeno por las cargas aplicadas.

El modelo estadistico que usaremos sera:

$$VO2_{CH} = \beta_{0CH} + \beta_{1CH}X + \epsilon_{CH}$$

N.o	CHAGASICO	X	Y	N.o	CHAGASICO	X	Y
1	CH	41	10.0	14	CH	51	8.7
2	CH	56	11.5	15	CH	45	9.0
3	CH	32	10.5	16	CH	82	15.1
4	CH	82	13.1	17	CH	112	21.4
5	CH	34	12.2	18	CH	26	11.0
6	CH	45	9.7	19	CH	82	20.1
7	CH	3	8.4	20	CH	21	13.0
8	CH	36	8.6	21	CH	23	6.7
9	CH	35	11.6	22	CH	35	9.2
10	CH	97	14.0	23	CH	31	9.7
11	CH	35	10.8	24	CH	52	10.1
12	CH	19	7.7	25	CH	85	12.6
13	CH	41	8.4	26	CH	33	10.7

Tabla 3.1: Datos del grupo CH (Chagasico)

La tabla proporciona datos del grupo CH (Chagasico), donde cada fila representa una entrada numerada del 1 al 26. La columna "$CHAGASICO$" indica que todas las entradas pertenecen a este grupo. Las columnas "X" y "Y" contienen valores numéricos asociados a cada entrada. Estos datos pueden ser utilizados para realizar análisis o cálculos relacionados con el grupo CH, y proporcionan información específica sobre las variables representadas en las columnas "X" que es la carga aplicada y "Y" la variacion del oxigeno.

Para encontrar una recta que aproxime las observaciones y minimice los errores, necesitamos aplicar la ecuación de mínimos cuadrados. Así, nuestro modelo es:

$$\hat{y} = 6{,}6321 + 0{,}0984 x_i$$

donde:

$$\hat{\beta}_0 = 6{,}6321 \ y \ \hat{\beta}_1 = 0{,}0984$$

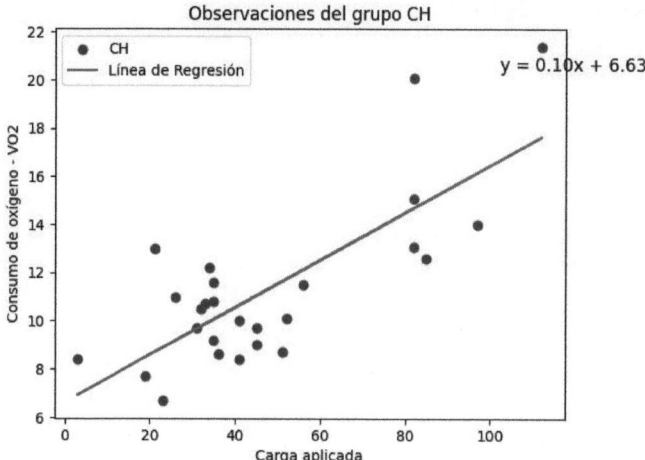

La grafica #1 representa la relación entre las variables del consumo de oxígeno (VO_2) y la carga aplicada en el grupo CH, se observa que los puntos están dispersos, indicando que existe variabilidad en los datos y que la línea que minimisa los errores de las observaciones es $\hat{y} = 6{,}63 + 0{,}10x$.

Coeficiente de correlacion:

$$r = 0{,}7661$$

Un valor de correlación de 0.7661 entre la carga aplicada (x) y la variación del oxígeno (y) indica una correlación positiva moderada entre estas dos variables. Esto significa que existe una relación lineal entre las dos variables.

Coeficiente de determinacion:

$$R^2 = 0{,}5869212$$

El coeficiente de determinación (R^2) de 0.5869 entre la carga aplicada (x) y la variación del oxígeno (y) indica que aproximadamente el 58.69 % de la variabilidad en la variación del oxígeno puede ser explicada por la carga aplicada en el modelo. En nuestra opinión, el coeficiente de determinación de 0.5869212 es bajo. Como equipo, consideramos que este valor indica que el modelo de regresión utilizado no logra explicar de manera satisfactoria la variabilidad observada en la variable dependiente. Creemos que existe un porcentaje considerable de la variabilidad que no puede ser explicado por el predictor incluido en el análisis.

La varianza de los β

$$Var(\hat{\beta}_0) = 0{,}833737$$
$$Var(\hat{\beta}_1) = 0{,}000283$$

Varianza residual

$$\hat{\sigma}^2 = \frac{SSr}{n-2} = 5{,}06400$$

En este caso, se ha obtenido una estimación de $\hat{\sigma}^2$ de 5.06400, lo que indica una dispersión moderada de los residuos alrededor de la línea de regresión. Esto implica que el modelo puede explicar una parte de la variabilidad en los datos, pero aún existe cierta variabilidad no explicada.

Intervalos de confianza (95 %)

$$IC(\beta_o) = [4{,}7474 \ ; \ 8{,}516520]$$
$$IC(\beta_1) = [0{,}06364 \ ; \ 0{,}13311]$$

En el caso del parámetro de interés β_0, se ha calculado el intervalo de confianza y se ha obtenido como resultado el intervalo [4,7474 ; 8,516520] con un nivel de confianza del 95 %. De manera similar, para el parámetro β_1, se ha calculado el intervalo de confianza y se ha obtenido como resultado el intervalo [0,06364 ; 0,13311] con un nivel de confianza del 95 %.

Prueba de hipotesis

La prueba de hipótesis con la hipótesis nula $H_0 : \beta_1 = 0$ la utilizaremos para evaluar si el coeficiente de regresión β_1 es igual a cero. Esta prueba es relevante para determinar si hay una relación significativa entre la carga aplicada (x) y la variación del oxígeno (y).

Tenemos un estadistico de prueba:

$$t = \frac{\hat{\beta}_1 - \beta_1}{\hat{\sigma}/\sqrt{S_x x}} = \frac{0{,}0984}{0{,}037900} = 2{,}5963$$

y el t- valor

$$t_{\alpha/2,n-2} = 2{,}063898$$

entonces

$|t| > t_{\alpha/2,n-2} \Rightarrow$ Se rechaza la hipotesis nula.

Como se rechaza la hipótesis nula H_0, los datos proporcionan evidencia suficiente para afirmar que la afirmación alternativa es verdadera. En el contexto de la hipótesis $H_0 : \beta_1 = 0$, si se rechaza H_0, indica que el coeficiente de regresión β_1 es significativamente diferente de cero.

Esto implica que hay una relación significativa entre la carga aplicada y la variación del oxigeno. En otras palabras, el valor de β_1 no es igual a cero y hay una asociación estadísticamente significativa entre la variable independiente y la variable dependiente.

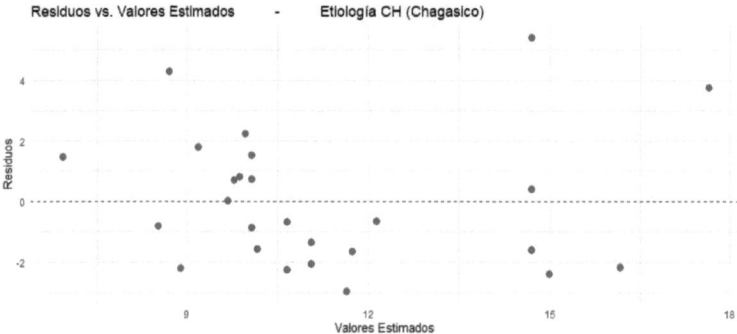

La gráfica #2 de residuos vs valores estimados muestra una dispersión sin patrón claro y varios puntos alejados de la línea de cero, lo cual indica que el modelo no está capturando adecuadamente la variabilidad de los datos y no ajusta los valores observados con precisión. Esto es respaldado por un coeficiente de determinación del 58 %, considerado bajo para el estudio en cuestión. Es posible que el modelo tenga problemas de ajuste, incumpla suposiciones o tenga variables omitidas.

3.2. Etiología ID (Idiopatico)

El término idiopático significa "la irrupción espontánea o de causa desconocida". Con esta definición en la mano, es fácil llegar a la conclusión de que una enfermedad idiopática es aquella de causa desconocida o mecanismo de aparente origen espontáneo. Aunque es posible identificar en un grado variable los procesos que provocan una condición como esta, en un cierto porcentaje de personas la causa puede no ser evidente o no se caracteriza fácilmente.

Aunque este concepto está ampliamente extendido, cabe destacar que no siempre hay un criterio claro para establecer el mínimo de investigación necesario para catalogar una enfermedad como "de causa no aparente". De todas formas, con los avances científicos actuales, cada vez menos patologías son consideradas como idiopáticas en su totalidad.

En las siguientes líneas, recopilamos algunos de los padecimientos que continúan siendo grandes desconocidos para la medicina.

A continuación, llevaremos a cabo un exhaustivo estudio para comprender en mayor el cual es "Neumonía intersticial idiopática" detalle cómo esta determinada condición etimologica afecta la fluctuación de los niveles de oxígeno por las cargas aplicadas.

El modelo estadistico que usaremos sera:

$$VO2_{ID} = \beta_{0ID} + \beta_{1ID}X + \epsilon_{ID}$$

N.o	IDIOPATICO	X	Y	N.o	IDIOPATICO	X	Y
1	ID	8	7.0	17	ID	26	8.6
2	ID	53	8.9	18	ID	46	10.8
3	ID	0	6.5	19	ID	45	8.4
4	ID	26	8.0	20	ID	53	11.3
5	ID	35	8.6	21	ID	15	9.0
6	ID	55	12.5	22	ID	37	8.2
7	ID	55	9.5	23	ID	45	5.7
8	ID	23	7.6	24	ID	59	9.9
9	ID	35	8.5	25	ID	39	9.8
10	ID	75	10.8	26	ID	56	10.6
11	ID	38	11.0	27	ID	37	11.7
12	ID	0	9.4	28	ID	25	8.6
13	ID	37	11.1	29	ID	64	10.9
14	ID	27	7.0	30	ID	41	9.5
15	ID	75	11.7	31	ID	55	9.7
16	ID	52	8.4				

Tabla 3.2: Datos del grupo ID (Ideopático)

La tabla proporciona datos del grupo ID (Idiopatico), donde cada fila representa una entrada numerada del 1 al 31. La columna $"IDIOPATICO"$ indica que todas las entradas pertenecen a este grupo. Las columnas $"X"$ y $"Y"$ contienen valores numéricos asociados a cada entrada. Estos datos pueden ser utilizados para realizar análisis o cálculos relacionados con el grupo ID, y proporcionan información específica sobre las variables representadas en las columnas $"X"$ que es la carga aplicada y $"Y"$ la variacion del oxigeno.

Aplicamos la ecuación de mínimos cuadrados para minimizar las observaciones. Así, nuestro modelo es:

$$\hat{y} = 7{,}345038 + 0{,}049720x_i$$

donde:

$$\hat{\beta}_0 = 7{,}345038 \ y \ \hat{\beta}_1 = 0{,}049720$$

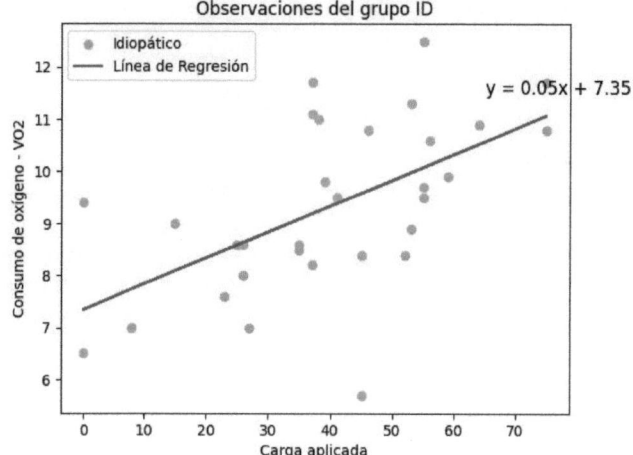

La grafica #3 representa la relación entre las variables del consumo de oxígeno (VO_2) y la carga aplicada en el grupo ID. En el gráfico, se observa que los puntos están dispersos, indicando que existe variabilidad en los datos y que la línea que minimiza los errores de las observaciones es $\hat{y} = 7{,}35 + 0{,}05x$.

Coeficiente de correlacion:

$$r = 0{,}5708836$$

Un valor de correlación de 0.5708836 entre la carga aplicada (x) y la variación del oxígeno (y) indica una correlación positiva moderada entre estas dos variables. Esto significa que existe una tendencia general de que a medida que aumenta la carga aplicada, también aumenta la variación del oxígeno.

Coeficiente de determinacion:

$$R^2 = (0{,}570883)^2 = 0{,}325908$$

El coeficiente de determinación (R^2) de 0.325908 entre la carga aplicada (x) y la variación del oxígeno (y) indica que aproximadamente el 32.6 % de la variabilidad en la variación del oxígeno puede ser explicada por la carga aplicada en el modelo. En nuestro análisis, hemos observado que solo el 32.6 % de la variabilidad de la variable dependiente puede ser explicada por las variables incluidas en nuestro modelo. Este resultado sugiere que existe una proporción significativa de la variabilidad de la variable dependiente que no está siendo capturada por las variables independientes en nuestro modelo.

Las varianza de los $\hat{\beta}$

$$Var(\hat{\beta}_0) = 0{,}34269494$$

$$Var(\hat{\beta}_1) = 0{,}0001763115$$

Varianza residual

$$\hat{\sigma}^2 = \frac{SSr}{n-2} = 1{,}9205545$$

En este caso, se ha obtenido una estimación de $\hat{\sigma}^2$ de 1.9205545, lo que indica una dispersión moderada de los residuos alrededor de la línea de regresión. Esto implica que el modelo puede explicar una parte de la variabilidad en los datos, pero aún existe cierta variabilidad no explicada.

Intervalos de confianza (95 %)

$$IC(\beta_o) = [6{,}147758 \ ; \ 8{,}542319]$$

$$IC(\beta_1) = [0{,}022562 \ ; \ 0{,}076877]$$

En el caso del parámetro de interés β_0, se ha calculado el intervalo de confianza y se ha obtenido como resultado el intervalo [6,147758 ; 8,542319] con un nivel de confianza del 95 %. De manera similar, para el parámetro β_1, se ha calculado el intervalo de confianza y se ha obtenido como resultado el intervalo [0,022562 ; 0,076877] con un nivel de confianza del 95 %.

Prueba de hipotesis

La prueba de hipótesis con la hipótesis nula $H_0 : \beta_1 = 0$ es relevante para determinar si hay una relación significativa entre la carga aplicada y la variación del oxígeno.

Tenemos un estadistico de prueba:

$$t = \frac{\hat{\beta}_1 - \beta_1}{\hat{\sigma}/\sqrt{S_{xx}}} = \frac{0{,}04972}{0{,}01327} = 3{,}7444$$

y un t- valor

$$t_{\alpha/2,n-2} = 2{,}0452296$$

Al probar la hipótesis nula $H_0 : \beta_1 = 0$ con el estadístico de prueba obtenido $t = 3{,}7444$, y compararlo con el valor crítico $t_{\alpha/2,n-2} = 2{,}0452296$ (correspondiente al nivel de significancia deseado), se observa que el valor absoluto del estadístico de prueba es mayor que el valor crítico.

entonces

$|t| > t_{\alpha/2, n-2} \Rightarrow$ Se rechaza la hipotesis nula.

Esto implica que el valor observado del coeficiente de regresión β_1 es significativamente diferente de cero. Por lo tanto, se rechaza la hipótesis nula H_0 y se concluye que hay evidencia estadística para afirmar que existe una relación significativa entre la carga aplicada y la variación del oxígeno em el grupo ID.

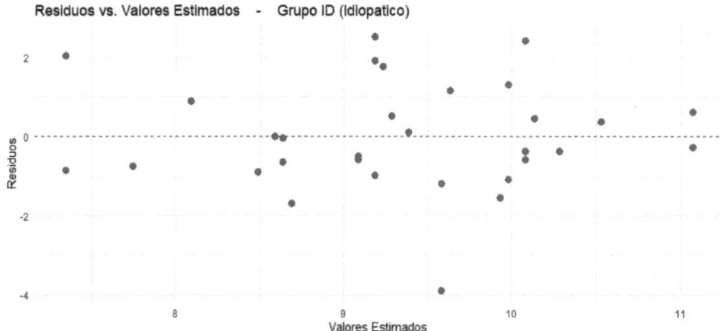

La gráfica #4 de residuos vs valores estimados en la regresión lineal muestra una dispersión sin patrón claro y observaciones alejadas de la línea de cero, lo que indica que el modelo no se ajusta bien a los datos y no puede explicar la variabilidad observada. El coeficiente de determinación del 32 % confirma una calidad muy baja del modelo, ya que solo puede explicar una pequeña parte de la variabilidad total en los datos. Es necesario buscar mejoras, como utilizar modelos alternativos, considerar variables omitidas o abordar posibles valores atípicos o errores sistemáticos para obtener una explicación más precisa en el estudio.

3.3. Etiología IS (Isquemico)

En medicina, se denomina isquemia, al estrés celular causado por cualquier disminución transitoria o permanente del flujo sanguíneo en el capilar y consecuente disminución del aporte de oxígeno (hipoxia) y de la eliminación de productos del metabolismo del tejido. Este sufrimiento celular puede ser suficientemente intenso como para causar la muerte celular del tejido al que pertenece (necrosis). Si la isquemia es muy grave puede llegar a la anoxia, lo que implica que los tejidos de esa región no podrán contar con la energía necesaria para sobrevivir y el tejido morirá. Cada tejido tiene un nivel diferente de tolerancia a la falta de oxígeno.

A continuación, llevaremos a cabo un exhaustivo estudio para comprender en mayor medida qué es la "etimologia isquemica " y cómo esta condición determinada etimológicamente afecta la fluctuación de los niveles de oxígeno debido a las cargas aplicadas.

El modelo estadistico que usaremos sera:

$$VO2_{IS} = \beta_{0IS} + \beta_{1IS}X + \epsilon_{IS}$$

N.o	ISQUEMICO	X	Y	N.o	ISQUEMICO	X	Y
1	IS	22	8.7	14	IS	0	5.1
2	IS	26	9.1	15	IS	75	10.7
3	IS	60	9.3	16	IS	33	8.4
4	IS	15	8.9	17	IS	37	10.6
5	IS	1	5.4	18	IS	35	11.8
6	IS	55	17.8	19	IS	12	7.7
7	IS	25	5.1	20	IS	45	9.7
8	IS	19	6.9	21	IS	35	8.2
9	IS	26	10.1	22	IS	55	11.6
10	IS	55	11.7	23	IS	14	8.6
11	IS	1	7.5	24	IS	22	10.3
12	IS	35	8.5	25	IS	64	12.1
13	IS	77	10.6	26	IS	20	9.3
				27	IS	65	11.5

Tabla 3.3: Datos del grupo IS (Isquémico)

La tabla proporciona datos del grupo ID (Idiopatico), donde cada fila representa una entrada numerada del 1 al 27. La columna "$ISQUEMICO$" indica que todas las entradas pertenecen a este grupo. Las columnas "X" y "Y" contienen valores numéricos asociados a cada entrada. Estos datos pueden ser utilizados para realizar análisis o cálculos relacionados con el grupo ID, y proporcionan información específica sobre las variables representadas en las columnas "X" que es la carga aplicada y "Y" la variacion del oxigeno.

Para encontrar una recta que aproxime las obervacion y que errores sean minimos, necesitamos aplicar la ecuacion de minimos cuadrados, asi nuestro modelo es:

$$\hat{y} = 6{,}80127 + 0{,}0770351x_i$$

donde:

$$\hat{\beta}_0 = 6{,}80127 \ y \ \hat{\beta}_1 = 0{,}0770351$$

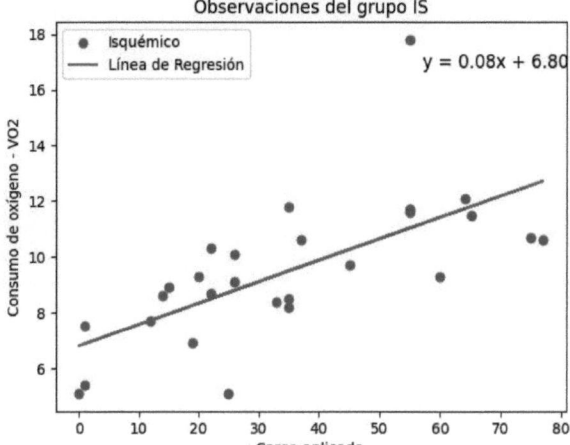

La grafica #5 representa la relación entre las variables del consumo de oxígeno (VO_2) y la carga aplicada del grupo IS. En el gráfico, se observa que los puntos están dispersos, indicando que existe variabilidad en los datos y que la línea que minimiza los errores de las observaciones es $\hat{y} = 6{,}8 + 0{,}08x$.

Coeficiente de correlacion:

$$r = 0{,}665318$$

Un valor de correlación de 0.665318 entre la carga aplicada (x) y la variación del oxígeno (y) indica una correlación positiva moderada entre estas dos variables. Esto significa que existe una tendencia general de que a medida que aumenta la carga aplicada, también aumenta la variación del oxígeno.

Coeficiente de determinacion:

$$R^2 = 0{,}4426484$$

El coeficiente de determinación (R^2) de 0.4426484 entre la carga aplicada (x) y la variación del oxígeno (y) indica que aproximadamente el 44.2 % de la variabilidad en la variación del oxígeno puede ser explicada por la carga aplicada en el modelo. Según nuestros análisis, hemos determinado que alrededor del 44.2 % de la variabilidad observada en la variable dependiente puede ser explicada por las variables que hemos considerado en nuestro modelo. Esto implica que existe una porción significativa de la variabilidad de la variable dependiente que no puede ser atribuida a las variables independientes que hemos incluido en nuestro análisis.

Las varianza de los $\hat{\beta}$

$$Var(\hat{\beta}_0) = 0,4979$$
$$Var(\hat{\beta}_1) = 0,00029888$$

Varianza Residual

$$\hat{\sigma}^2 = \frac{SSr}{n-2} = 3,8904786$$

En resumen, la estimación de $\hat{\sigma}^2$ obtenida es de 3.894786. Esto indica que hay una dispersión moderada de los residuos alrededor de la línea de regresión. Esto significa que el modelo puede explicar parte de la variabilidad en los datos, pero aún queda cierta variabilidad no explicada.

Intervalos de confianza (95 %)

$$IC(\beta_o) = [5,347967 \; ; \; 8,25457]$$
$$IC(\beta_1) = [0,041429 \; ; \; 0,11264]$$

En el caso del parámetro de interés β_0, se ha calculado el intervalo de confianza y se ha obtenido como resultado el intervalo [5,347967 ; 8,254576] con un nivel de confianza del 95 %. De manera similar, para el parámetro β_1, se ha calculado el intervalo de confianza y se ha obtenido como resultado el intervalo [0,041429 ; 0,11264] con un nivel de confianza del 95 %.

Prueba de hipotesis:

La prueba de hipótesis con la hipótesis nula $H_0 : \beta_1 = 0$.

Tenemos un estadistico de prueba:

$$t = \frac{\hat{\beta}_1 - \beta_1}{\hat{\sigma}/\sqrt{S_{xx}}} = \frac{0,077035}{0,0172837} = 4,455895$$

y t - valor

$$t_{\alpha/2,n-2} = 2,060$$

entonces

$$|t| > t_{\alpha/2,n-2} \Rightarrow \text{Se rechaza la hipotesis nula.}$$

Esto indica que el valor observado del coeficiente de regresión β_1 es significativamente diferente de cero. Por lo tanto, se rechaza la hipótesis nula H_0 y se concluye que hay evidencia estadística para afirmar que existe una relación significativa entre la carga aplicada y la variación del oxigeno.

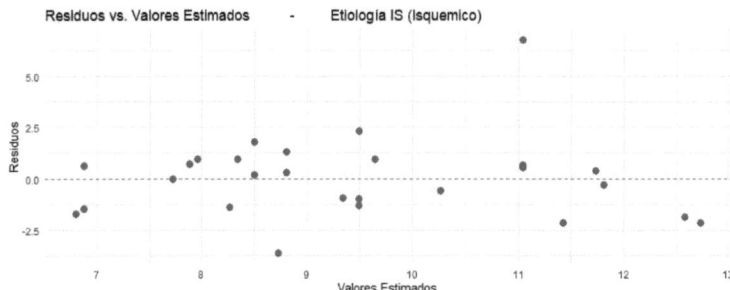

La gráfica #6 de residuos vs valores estimados en la regresión lineal muestra una dispersión sin patrón claro y observaciones alejadas de la línea de cero, indicando que el modelo no se ajusta bien a los datos. El coeficiente de determinación del 44 % revela una calidad baja del modelo, ya que solo puede explicar una parte limitada de la variabilidad total. Es necesario considerar variables adicionales, explorar modelos alternativos y abordar valores atípicos o errores sistemáticos para mejorar la precisión en el estudio.

3.4.   Etiología C (Control)

Los controles eliminan explicaciones alternativas de los resultados experimentales, especialmente errores experimentales y sesgo experimental. Muchos controles son específicos para el tipo de experimento que se está llevando a cabo, como los marcadores moleculares utilizados en los experimentos de SDS-PAGE, y pueden simplemente tener el propósito de asegurar que el equipo esté trabajando correctamente. La selección y el uso de controles apropiados para asegurar que los resultados experimentales sean válidos (por ejemplo, la ausencia de variables de confusión) pueden ser muy difíciles. Las medidas de control también pueden utilizarse para otros propósitos: por ejemplo, una medición del ruido de fondo de un micrófono con la ausencia de señal permite que el ruido sea sustraído de las mediciones posteriores de la señal, y así se produce una señal procesada de mayor calidad.

A continuación, llevaremos a cabo un exhaustivo estudio para comprender en mayor detalle cuál es el grupo control y cómo esta afecta la fluctuación de los niveles de oxígeno debido a las cargas aplicadas.

El modelo estadistico que usaremos sera:

$$VO2_C = \beta_{0C} + \beta_{1C}X + \epsilon_C$$

N.o	CONTROL	X	Y	N.o	CONTROL	X	Y
1	C	52	10.2	21	C	45	13.0
2	C	52	8.1	22	C	83	14.9
3	C	45	10.4	23	C	89	13.7
4	C	55	12.2	24	C	96	11.9
5	C	48	10.4	25	C	62	9.6
6	C	35	11.1	26	C	35	8.4
7	C	62	13.1	27	C	45	9.7
8	C	49	15.3	28	C	69	11.8
9	C	68	16.7	29	C	34	8.8
10	C	52	9.7	30	C	54	9.8
11	C	35	8.6	31	C	19	7.3
12	C	19	7.8	32	C	38	8.8
13	C	44	10.5	33	C	18	7.4
14	C	75	12.2	34	C	43	10.3
15	C	20	7.9	35	C	71	15.1
16	C	112	15.8	36	C	111	18.4
17	C	89	14.0	37	C	15	9.6
18	C	71	11.3	38	C	45	10.6
19	C	108	15.9	39	C	64	14.1
20	C	51	14.5	40	C	70	12.4

Tabla 3.4: Datos del grupo C (Control)

La tabla proporciona datos del grupo C (CONTROL), donde cada fila representa una entrada numerada del 1 al 40. La columna "*CONTROL*" indica que todas las entradas pertenecen a este grupo. Las columnas "X" y "Y" contienen valores numéricos asociados a cada entrada. Estos datos pueden ser utilizados para realizar análisis o cálculos relacionados con el grupo ID, y proporcionan información específica sobre las variables representadas en las columnas "X" que es la carga aplicada y "Y" la variacion del oxigeno.

Para encontrar una recta que aproxime las observaciones y que los errores sean mínimos, necesitamos aplicar la ecuación de mínimos cuadrados. Así, nuestro modelo es:

$$\hat{y} = 6{,}567037 + 0{,}08846x_i$$

donde:

$$\hat{\beta}_0 = 6{,}567037 \ y \ \hat{\beta}_1 = 0{,}088460$$

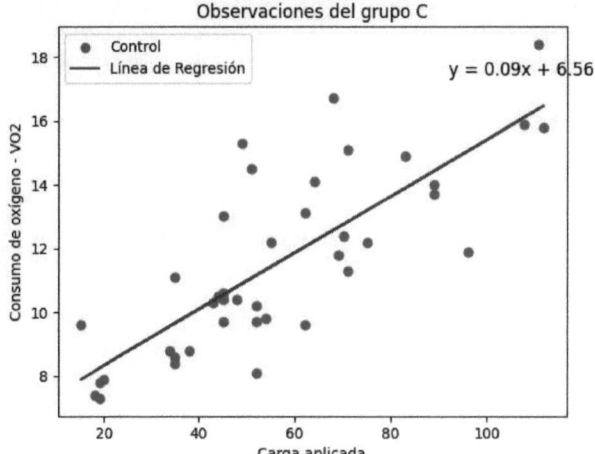

La grafica #7 representa la relación entre el consumo de oxígeno (VO_2) y la carga aplicada del grupo C. En el gráfico, se ve que los puntos están dispersos, lo que indica variabilidad en los datos. La línea $\hat{y} = 6{,}56 + 0{,}09x$ minimiza los errores de las observaciones.

Coeficiente de correlacion:

$$r = 0{,}7903024$$

Un valor de correlación de 0.7903024 entre la carga aplicada (x) y la variación del oxígeno (y) indica una correlación positiva moderada. Esto implica que, en general, a medida que la carga aplicada aumenta, también tiende a aumentar la variación del oxígeno.

Coeficiente de determinacion:

$$R^2 = 0{,}6245779$$

El coeficiente de determinación (R^2) de 0.6245779 entre la carga aplicada (x) y la variación del oxígeno (y) indica una calidad de ajuste moderadamente baja. Sin embargo, es más alta que las últimas tres etimologías mencionadas.

Las varianza de los $\hat{\beta}$

$$Var(\hat{\beta}_0) = 0{,}468631$$
$$Var(\hat{\beta}_1) = 0{,}00012377$$

Varianza residual

$$\hat{\sigma}^2 = \frac{SSr}{n-2} = 3{,}1073859$$

La estimación de $\hat{\sigma}^2$ es de 3.1073859, indicando una dispersión moderada de los residuos alrededor de la línea de regresión. Esto implica que el modelo explica parte de la variabilidad en los datos, pero aún hay cierta variabilidad no explicada.

Intervalos de confianza (95 %)

$$IC(\beta_o) = [5{,}175204 \; ; \; 7{,}946870]$$
$$IC(\beta_1) = [0{,}065937 \; ; \; 0{,}110982]$$

En el caso del parámetro de interés β_0, se ha calculado el intervalo de confianza y se ha obtenido como resultado el intervalo [5,175204 ; 7,946870] con un nivel de confianza del 95 %. De manera similar, para el parámetro β_1, se ha calculado el intervalo de confianza y se ha obtenido como resultado el intervalo [0,065937 ; 0,110982] con un nivel de confianza del 95 %.

Prueba de hipotesis

La prueba de hipótesis con la hipótesis nula $H_0 : \beta_1 = 0$. Esta prueba es relevante para determinar si hay una relación significativa entre las variables.

Nuestro estadistico de prueba es:

$$t = \frac{\hat{\beta}_1 - \beta_1}{\hat{\sigma}/\sqrt{S_{xx}}} = \frac{0{,}08846}{0{,}01112558} = 7{,}957063$$

y t - student

$$t_{\alpha/2,n-2} = 2{,}02437$$

entonces

$|t| > t_{\alpha/2,n-2} \Rightarrow$ Se rechaza la hipotesis nula.

En resumen, el resultado indica que el coeficiente de regresión β_1 no es igual a cero y que la variable independiente tiene un impacto significativo en la variable dependiente en el modelo de regresión.

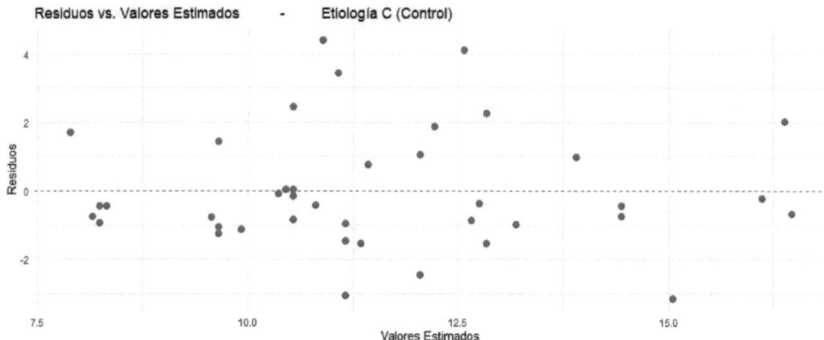

La gráfica #8 de residuos vs valores estimados en la regresión lineal simple muestra una dispersión sin patrón claro, con observaciones dispersas y alejadas de la línea de cero. El coeficiente de determinación del 44 % indica una baja calidad del modelo, incapaz de explicar gran parte de la variabilidad. Se sugiere explorar técnicas de modelado más sofisticadas y considerar variables adicionales para mejorar el ajuste del modelo.

3.5. Sin considerar las diferentes etiología

Se propone el siguiente modelo para explicar el comportemiento, considerando que no es posible tener un paciente sometido a una carga nula.

$$VO2_{(Et)} = \beta_{0(Et)} + \beta_{1(Et)}X + \epsilon_{(Et)}$$

Con base en las variables de estudio, el modelo ajustado por Mínimos Cuadrados Ordinarios (MCO) viene dado de la siguiente manera:

$$\hat{y} = 6{,}56 + 0{,}085x$$

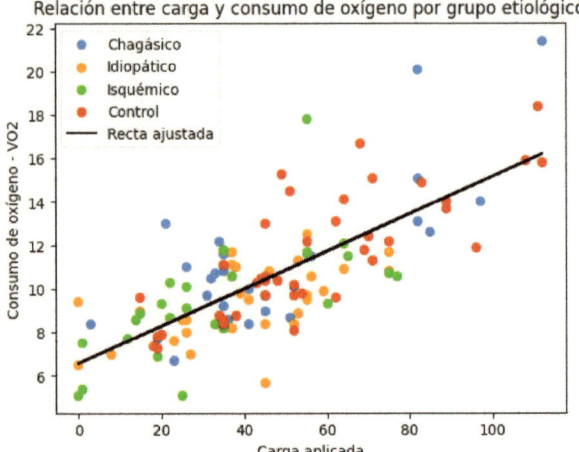

La grafica #9 Nos muestra que cuando mayor sea la carga aplicada a los pacientes en la prueba cardiopulmonar, mayor será su consumo de oxígeno. Por lo tanto, se espera un aumento de 0.085 en el consumo de oxígeno cuando se aumenta una unidad en la carga aplicada de la prueba cardiopulmonar. Cuando el paciente es sometido a una carga igual a la media, se espera que el consumo de oxígeno sea igual a 6.56.

3.5.1. Análisis del modelo

Prueba de hipotesis:

Para comprender mejor el modelo, realizamos el siguiente juego de hipótesis:

$$H_o : \beta_1 = 0$$

Si se considera un nivel de significancia de 0.05 y en vista de que el valor de p es menor que α, entonces existe regresión y, en consecuencia, el aporte de la carga aplicada en la prueba cardiopulmonar contribuye a explicar el consumo de oxígeno. Para los parámetros del modelo ($\hat{\beta}_0$, $\hat{\beta}_1$) se construyó su respectivo intervalo con una confianza del 95 %. Por lo tanto, con una probabilidad del 95 %, β_0 estará cubierto por (5.858682 ; 7.268304) y β_1 estará cubierto por (0.07238 ; 0.0998084). Por último, para el modelo propuesto tenemos $R^2 = 0{,}5621989$, lo que indica que el modelo tiene un ajuste en la explicación del consumo de oxígeno de 56.21 %.

3.5.2. Análisis de los residuos

En esta sección se analizará las condiciones de regularidad (homocedasticidad, independencia y normalidad) sobre las cuales el modelo propuesto es aplicable. Este análisis se hará por medio de los residuos, es decir, el valor real menos el valor predicho. Observe las gráficas a continuación.

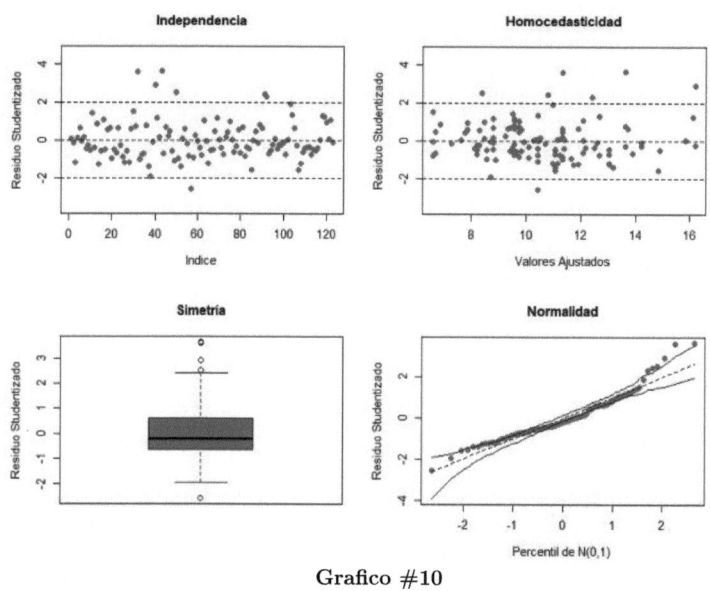

Grafico #10

En el gráfico **Índice vs Residuos Studentizados**, se observa inexistencia de algún tipo de comportamiento, además se percibe concentración en cero interpretado como ausencia de no linealidad, y ciertos datos que se salen de los límites, aún así no se desprecia la independencia entre los datos. En la gráfica de **Valores ajustados vs Residuos Studentizados** no se marca un comportamiento fuertemente establecido, por lo tanto, no se desprecia la homocedasticidad en el modelo. En la penúltima gráfica - **Simetría**, se observan datos atípicos en los residuos, por lo tanto, el modelo no captura de buena manera la relación entre el VO2 y la carga aplicada. Además, se evidencia una ligera asimetría en los datos, debido a la desproporción en el corte de la caja. En el último gráfico - **Normalidad**, los datos no se encuentran dentro de los límites establecidos por cada una de las líneas de envoltura, y mucho menos se encuentran sobre la línea punteada. Por lo tanto, se desprecia la presencia de normalidad de los errores.

3.6. Considerando las etiologías cardíacas

Considerando las etiologías cardiacas como factor para explicar el consumo de oxígeno, se propone el siguiente modelo de regresión, considerando que no es posible un paciente sometido a una carga nula.

$$Y_i = \beta_{0i} + \beta_{1i}(x_{ij} - \bar{x}_i) + E_i \ donde \ \ E_i \sim N(0.\sigma^2)$$

Los parámetros del modelo anterior se ajustan mediante la técnica de Mínimos Cuadrados Ordinarios, por ende, obtenemos estimaciones para cada uno de los parámetros que definirán el comportamiento de la función que modela los datos. El índice i representa las etiologías, donde $1 = CH$, $2 = ID$, $3 = IS$ y $4 = C$. El índice j representa los pacientes que son 123. La interpretación de cada uno de los parámetros en mención viene dada de la siguiente manera:

1. β_0 es el consumo de oxígeno del j-ésimo paciente que padece la i-ésima etilogía cuando es sometido a una carga igual a la media
2. β_1 aumento esperado del consumo de oxígeno cuando el paciente j padece de la i-ésima etiología cardíaca.
3. x_i es la carga aplicada al paciente j que padece la i-ésima etioliogía.
4. $\bar{x}_i$ es la media de la carga aplicada en los pacientes de la i-ésima etiología.
5. $\hat{y}_i$ es el consumo de oxígeno esperado para el j-ésimo paciente que padece la i-ésima etilogía.

El consumo de oxígeno de los pacientes que padecen del **mal de Chagas** cuando se le aplica una carga igual a la media es de 11.35, por consecuencia el aumento esperado en el consumo de oxígeno cuando se aumenta una unidad a la carga aplicada es de 0.0981; los pacientes que padecen de **Ideopatía** tiene un aumento promedio de 0.0497 cuando se aumento una unidad a la carga y un consumo de 9.3290 cuando la carga aplicada es igual a la media. Mientras que las personas que padecen de **Isquemia**, tiene un aumento promedio en el consumo de oxígeno de 0.0770 y un consumo de oxígeno de 9.45 cuando se le aplica una carga igual a la media. Y por útimo, las personas que se encuentran bajo **Control** presentan un consumo de oxígeno cuando se le aplica una carga igual a la media de 11.53 y un aumento promedio en el consumo de oxígeno de 0.0885 cuando aumenta una unidad la carga.

3.6.1. Análisis del modelo

A continuación analizaremos la adecuación del modelo propuesto, inciaremos analizando el modelo de manera global y posteriormente el análisis de cada uno de los estimadores.

	GD	SQ	F-Valor	P-Valor
Modelo	8	14123.7	517.78	2.2e-16
Residuos	115	392.1		

Tabla 3.5: Análisis del modelo

La suma de cuadrados del modelo es aproximademente 36 veces mayor a la suma de cuadrados residuales, por ende es muy buen indicativo de que nuestro modelo está representando correctamente el consumo de oxígeno. Además, considere el siguiente juego de hipótesis:

$$H_o : \beta_{11} = \beta_{12} = \beta_{13} = \beta_{14} = 0$$

H_1 : Hay por lo menos una diferencia

En el juzgamiento de las hipótesis se obtuvo el p-valor de la Tabla, con un nivel de significancia de 0.05 el $p - valor < \alpha$ por lo tanto se comprueba de que existe regresión y el modelo explica el consumo de oxígeno.

Para analizar y corrobar la infromación que proporciona cada uno de los parámetros estimados tenga en cuenta la información de la Tabla a continuación.

β_{ij}	Estimación	IC	t-Valor	p-Valor
01	11.35	(10.620, 12.083)	30.74	2e-16
11	0.09	(0.070, 0.125)	7.09	1.16e-10
02	9.32	(8.672, 9.985)	28.13	2e-16
12	0.04	(0.014, 0.084)	2.81	0.0058
03	9.45	(8.747, 10.155)	26.60	2e-16
13	0.07	(0.044, 0.109)	4.76	5.69e-06
04	11.53	(10.954, 12.110)	39.50	2e-16
14	0.08	(0.065, 0.111)	7.59	9.12e-12

Tabla 3.6: Análisis de estimaciones

Consideremos el siguiente juego de hipótesis para la Tabla:

$$H_0 : \beta_{ji} = 0$$

$$H_1 : \beta_{ji} \neq 0$$

En el proceso de juzgamiento de las hipótesis, se obtuvo el p-valor de la Tabla. Si consideramos un nivel de significancia $\alpha = 0.05$ para cada uno de los parámetros estimados tenemos que p-valor $<\alpha$ por lo que concluye que el aporte al explicar el consumo de oxígeno por cada uno de los estimadores es significativo y por ende no se desprecian. Además, se cuenta con un Intervalo de Confianza - IC del 95 %, que se presenta para cada uno de los parámetros, por lo tanto cada uno de los paramétros con una probabilidad del 95 % van a estar cubiertos por los intervalos en la Tabla.

El coeficiente de determinación R^2, que mide la capacidad explicativa del modelo estimado, que para este caso tiene se tiene que le modelo tiene un poder explicativo en el consumo de oxígeno de acuerdo a la carga aplicada de 97.11 %.

4. Conclusiones

Después de realizar un análisis de regresión considerando diferentes etiologías (CH, ID, IS, y C) y evaluando el coeficiente de determinación (R^2), se encontró que en todos los casos se rechazó la hipótesis nula. Sin embargo, el R^2 obtenido en todos los modelos fue muy bajo, lo cual resultó insatisfactorio para los investigadores.

Al intentar realizar un estudio más general que abarcara todos los grupos, el R^2 no aumentó significativamente. Solo el grupo C mostró el coeficiente de determinación más alto, con un 62 %, pero incluso este valor fue considerado bajo para los investigadores.

Además, al calcular el R^2 de manera general, teniendo en cuenta todas las etiologías, se encontró que el modelo tenía una capacidad explicativa del 97.11 % en el consumo de oxígeno de acuerdo con la carga aplicada. Sin embargo, es importante tener en cuenta que esta alta capacidad explicativa no se tradujo en un aumento significativo en el R^2 en comparación con los modelos individuales de etiologías específicas.

Ya que el modelo no proporcionaba una calidad muy buena para los grupos etimológicos, se puede:

- Recopilar más datos de entrenamiento para mejorar la capacidad de generalización del modelo.
- Realizar un exhaustivo preprocesamiento de datos, eliminando ruido y tratando los datos faltantes.
- Explorar diferentes algoritmos y modelos de aprendizaje automático para encontrar el más adecuado.
- Ajustar los hiperparámetros del modelo para optimizar su rendimiento.

Recuerdemos que la mejora de la calidad del modelo es un proceso iterativo y requiere experimentación y ajustes continuos.

Para concluir, a partir de este análisis de regresión, se puede observar que el consumo de oxígeno en el umbral anaeróbico varía en función de la carga aplicada en grupos de personas con insuficiencia cardíaca de diferentes etiologías. Sin embargo, los modelos propuestos no lograron proporcionar una explicación satisfactoria en términos del R^2, lo que sugiere que existen otros factores más complejos e influencias adicionales que afectan el consumo de oxígeno en este contexto. Es posible que se requieran investigaciones adicionales para comprender mejor estas relaciones y mejorar la capacidad explicativa de los modelos utilizados.

5. Referencias

Referencias

[1] Autor: Jorge Miguel Meriño. Codigo R. Puedes visualizar el codigo haciendo clic en este enlace ⇒ LINK: RSTUDIO.

[2] Fuente desconocida. Datos-Braga1998. Puedes visualizar el tex de los datos haciendo clic en este enlace ⇒ LINK: DATOS.

[3] Tabla de los datos suministrados para el modelo de regresion en formato .xslx puedes visualizar el tex de los datos haciendo clic en este enlace ⇒ LINK: EXCEL.

[4] Graficas de los datos suministrados para el modelo de regresion en codigo python puedes visualizarlas aqui en este enlace ⇒ LINK: COLAB.

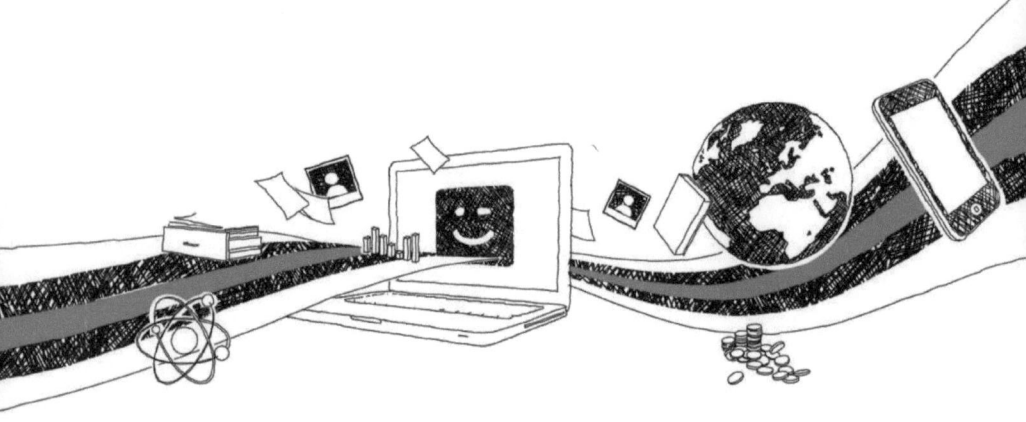
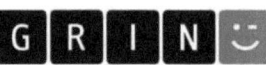